今すぐそのマクラを捨ててください

誰でも簡単にぐっすり眠れる

美容整体師
井上剛志

主婦の友インフォス

はじめに

こんにちは。美容整体サロンを経営し、ＹｏｕＴｕｂｅでも「美容整体アピアランスＴＶ」を運営している井上剛志です。

整体師としては、まずは大手サロンでのべ５万人を超える臨床経験を積み、エリアマネージャーとして25店舗のマネジメントに携わりました。その後、２０１７年に御徒町で「美容整体アピアランスビューティー」を開業し、現在は表参道と浦和を合わせて3店舗のサロンを経営しています。

サロンに集まってくるのは、やはり女性が多いです。美容のためにやって来る患者さんたちも、何かしら不調を抱えています。肩こり、腰痛、頭痛、便秘、さらにはなんとなく気分がすぐれないとか、眠れないといった悩みもあり、それはまるで、「不調のデパート」のようです。

こうした患者さんたちが、施術によって「ウソのようにスッキリしました！」「すごくラクになりました」と悩みを解決して帰っていく。あるいは、気持ちがよくて健康を維持できるからと通い続けてくださる。それは、僕にとって本当にうれしいことです。

たくさんの人たちが、「調子が悪いけれど、病気というほどじゃないよね」という状態で悩んでいます。そして、それはストレスとも切り離せないものなのだと、これまで患者さんたちと向き合ってきて実感しています。

たとえ今は病気ではなくても、このままストレスを抱えて不調に悩まされていたら、それはいつ病気になってもおかしくない。そんな状態の人を、１人でも多く助けたい。そう願いながら、整体師としてもまだまだ研鑽を積んで、もっと技術を極めていきたいと思っています。

そもそも僕が整体師になったのは、若い頃に身近な人が大きな病で苦しむ姿を見ることが多かったため、先進医療にも限界があることを痛感したからです。

科学的なエビデンスに基づいている西洋医学は、人類の命と健康に大きなプラスの影響を与えてきたことは確かでしょう。でも、西洋医学とは別の視点で人の身体に意識を向けると、「本来あるべき姿」とか「生き物としての身体の機能」がいかに大切かということがわかります。

だから僕は、病気の治療よりも、なるべく病気にならずに健康を維持できる人を増やしていきたいと思いました。整体師としての僕の施術が、その実現をサポートできるものであるよう、患者さん一人ひとりの悩みに真剣に向き合っているつもりです。その想いが伝わったのか、サロンにはたくさんの患者さんが足を運んでくださり、店舗も増えてますます多くの人の悩みを解決するお手伝いができています。

これが、整体師としての僕のブレないスタンスです。

そして、もうひとつのYouTuberとしての僕は、自分のサロンの経営とは切り離してチャンネル運営をしています。YouTubeで動画を公開することでサロンへの集客につなげるのも、ひとつの経営戦略かもしれません。でも、僕が目指しているのは集客ではありません。

YouTubeではサロンに足を運べるような限られた人たちだけでなく、もっと幅広い人たちに向けて、自分自身で健康でいられる方法をお伝えしたいのです。いわば、「自立した健康」のための啓蒙活動です。

3年前から始めたこの啓蒙活動は、チャンネル登録者数が

100万人を超えたことで、ある程度は順調に進んでいくのではないかと思います。登録者のボリュームゾーンは40～50代の女性ですが、10代前半から90代までと年齢層は幅が広いです。

もちろん、男性もいます。

やはり年代ごとに悩みは違うようで、たとえば十代前半なら「二重あごが気になる」「足を細くしたい」というようなダイエット系ですが、中心となる40～50代になると、肩こりやストレスといった日常生活の中の身体の不調を解決したい登録者が多いです。

ですから、美容整体チャンネルではありますが、テーマは美容やダイエットをすでに越えています。あらゆる人の悩みに対応したいとさまざまなテーマを扱ううちに、総合病院のようなコンテンツになっていました。そして、それこそが自分がたくさんの人たちに届けたいと思っているものなのです。

責任をもって情報をお伝えしたいので、すべて自分でネタを考え、編集をし、サムネを選んでいます。1、2日おきに番組をアップしているので、その作業の手間もかかりますが、やはり人任せにするわけにはいきません。それだけの労力をかけて作っている動画は、この3年間で600本近くにもなりました。

動画のテーマを考えたり、コメントで「こんな動画が見たいです」というリクエストをいただいたりしていると、身体の不調にはさまざまな種類があること、一方で同じような悩みを共通に抱えている人たちも多くいることを実感し、すべての人の悩みの解決に向けてもっと頑張ろうという気持ちになります。動画では他の先生方との楽しい掛け合いを意識し、気楽にクスリと笑いながら見ていただけるように工夫していますが、制作の心構えはいたって真剣です。

いつか、僕たちのような整体師が廃業に追い込まれるほど、自分で健康になれる人たちが増えたらいいな！　もし廃業することになったら、あとはＹｏｕＴｕｂｅｒとしておもしろい動画づくりに打ち込んでもいいな。

そんなことを考えながら、ＹｏｕＴｕｂｅでの啓蒙活動をこれからも続けていくつもりです。

こんなふうに「自立した健康」の普及に力を尽くしているうちに、ほとんどの人はうまく眠ることができていないようだということに気づきました。実際、サロンにやってくる患者さんたちの中で、

「ベッドに入ってからもなかなか眠れない」「朝起きてもスッキリしない」「眠りが浅い気がする」と、睡眠に関する悩みを訴えてくる人はとても多いです。

うまく眠れない……。これは、とてもツライことですよね。なにしろ、睡眠時間は人生の質を変えるほど、とてつもなく大切なものですから。

まず、人それぞれ睡眠時間は違うとはいえ、およそ人生の3分の1を占めるほどの時間が睡眠に充てられています。だから、睡眠時間に安らげないとしたら、それは人生の3分の1を棒に振るのと同じではないでしょうか。その「ムダにしている感」がもったいないと思いませんか？

さらに、人が疲れを癒して身体をリセットできる唯一の時間、それが睡眠時間なのです。質の良い睡眠を取れなければ、疲れを十分に癒すことができなくなってしまう。それが毎日積み重なっていくと、日常生活にストレスを感じてさまざまな不調を自覚するようになっていきます。

うまく眠れないことが原因で引き起こされる不調は、ひとつではないのです。あらゆる不調につながっていると言ってもいいかもしれません。

そもそも、現代人の生活スタイルは良質な睡眠を取るのが難しいものになっています。忙しく、睡眠時間そのものを十分に取れなかったり、人付き合いに悩んだり、ＩＴ社会で温もりのないデジタル化に対応しなければならなかったり、膨大な情報量にふりまわされたりしているからです。

とくに、人間の一番の相棒となったスマートフォンには、その便利さと引き換えに良質な睡眠を奪われたように感じます。いつも持ち歩き、ちょっとしたすき間時間にもスマホの画面をのぞき込む。そういう人がとても多いと思いますが、もちろん姿勢は悪くなって身体のゆがみにつながりますし、目も酷使します。それだけでも良質な眠りを阻害しそうですが、寝る直前までスマホを見続けていることもめずらしくないはずです。スマホを見ながら寝落ちする、なんていうことも日常ではないでしょうか。

本来なら、眠りに向かってゆったりと心身も頭も休めることが理想なのですが、そんなヒマもなければ生活習慣もないというのが現代人。うまく眠ることができずに、その結果としていろいろな不調に悩まされているというのが現状です。

今は健康への関心が高まっていて、運動したり食べ物に気を遣ったりする人は増えています。それと同じように、「質の良い眠りを意識する」ことも大切だとみなさんに知っていただきたい。自立した健康を啓蒙するには、それを外すことはできないと思いました。

そこで、本書を執筆することになりました。

どうも毎日の疲れが取れずに積み重なっていくと悩んでいたり、首まわりや肩のこりがひどくて苦しんでいたり、なんだか顔が老けてきたと気になったり、さまざまな身体に関する問題の多くが睡眠とつながっています。そもそも、疲れの正体は何なのか。それは睡眠とどういう関係があるのか。それを解き明かしながら、対処法をお伝えしていきます。

「ちっとも眠れない」とサロンを訪れる患者さんたちも、なぜ眠れないのかというメカニズムを理解している僕が施術すれば、あっという間に眠ってしまいます。そして、知らないうちに眠ってしまったことにご自分で驚いています。「眠れなくて悩んでいたのに、こんなに簡単に寝てしまうなんて……」と。

だから、眠るためのポイントを押さえれば大丈夫！　ぐっすり眠れるようになり、さまざまな身体の不調ともさよならできた患者さんはたくさんいます。みなさんもちょっと睡眠に意識を向けることで、体調が良くなるとしたらうれしいと思いませんか？

あらゆる不調と向き合い、患者さんたちと一緒に解決してきた僕に任せてください。これまでの経験は、決して伊達ではないと思っています。みなさんが自分で自分の健康を守り、ポジティブな人生を歩むお手伝いをします。

ただ、あまり「いい眠りのために頑張ろう！」と意識しすぎると、それがかえってストレスになってしまいます。「ユルくやってみてもいいな」というぐらいの気楽さで本書を読んでみてください。生真面目さやストイックさは置いておいて、まずは日常の疲れの正体と眠りの関係から知っていきましょう。

今すぐそのマクラを捨ててください

目次

2章　疲れやストレスの正体

1章

井上剛志がズバリ！
身体の悩みにアプローチ

日常生活でストレスを感じている人は、首の後ろが固まっている！

脳から身体にさまざまな指令を送るのは、私たちの身体中に張り巡らされている神経ですよね。そのすべての神経が最初に通過する場所は、首です。だから、細い首には神経が密集しています。

そんな大事な場所である首は、重い頭を支えているのでとてもこりやすい。首の後ろには4つの筋肉からなる「後頭下筋群」があって、ここがこり固まってしまうのです。すると、どうなるでしょうか。

固い筋肉が神経を圧迫して、神経伝達が悪くなります。そのせいで、自律神経が整いづらくなる。つまり、リラックスできなくなるということです。リラックスできる時間がなければ、人間は疲れた身体を十分に回復させることができません。自律神経の乱れは、私たちのストレスや不調に直結しています。

だから、ストレスを解消して健康な日常を送るためには、首の筋肉をほぐすことが重要です。

私たちの身体は自律神経に支配されている！

人間は、「自律神経」と「体性神経」という2種類の神経によって身体を動かすことができています。

まず「体性神経」は、私たち自身の意思で動かせる神経です。たとえば、歩こうと思って足を動かす。下に落ちたものを拾おうと思って、かがんで手でつかむ。そういう動きを脳からの指令で伝える神経になります。

一方の「自律神経」は、自分の意思では動かせない神経です。たとえば、「腸を活発に動かそう」と思っても思い通りにはならないし、「ちょっと心臓を止めてみたい」なんていうこともできません。

多くの人は、神経と言えば自分の意思で動かせる「体性神経」を思い浮かべますし、自分の思い通りに体を動かしていると考えがちです。しかし自分で動かせる筋肉はたかが知れていて、本当は「自律神経」が私たちの身体を支配しています。無意識に私たちを動かす自律神経の存在を、もっと意識すべきなのです。

自律神経を整えるためにもっとも大切なのは睡眠！

自律神経って、よく耳にしますよね？　なんとなく、自律神経が乱れると心身の不調として表れることを理解している人は多いでしょう。

そう、自律神経をいい状態に整えることが大切！　自律神経のいい状態とは、交感神経と副交感神経がバランスよく働いている状態のこと。自律神経には「交感神経」と「副交感神経」があります。身体や頭が活発に動いている状態の時には交感神経が優位になり、休まる状態の時には副交感神経が優位になります。

つまり、アクティブな状態とリラックスしている状態は、自律神経のスイッチの切り替えで決まるのです。忙しくて休まらないと、副交感神経へのスイッチの切り替えがうまくできずに交感神経ばかりが働いて、だんだん自律神経が乱れていってしまいます。もちろん、自分の意思で切り替えることはできません。

そんな自律神経を整えるために、最適なのは眠ることです。睡眠中は、副交感神経が優位となり、内臓が休まって身体の回復力が高まります。

「気持ちいい！」に集中できるのがリラックス

人間は、副交感神経優位になっている時しかリラックスできません。リラックスの重要性はみなさん理解しているので、忙しい中でもしっかり休んでリラックスしようと思いますよね？ でも、たとえ温泉に入ったり森林浴をしたりしても、本当にリラックスしているかどうかはわかりません。副交感神経優位になっているかどうかは、自分では知ることができないわけですから。ゆったりと露天風呂につかっている時にも、仕事のことが頭をよぎっていたら、それはリラックスになっていない可能性が高いです。散歩しながら、悩みを抱えていたら？ やはり休まりませんよね。

副交感神経が目に見えないのでリラックスの定義は難しいですが、「気持ちいい！」というポジティブな感情に集中できたら、それはリラックスだと思います。余計なことは考えずに「うわあ〜、気持ちいい！」と嬉しくなったり、「天国だなあ」とうっとりできたりしたら、それはリラックスです。

首は枕で柔らかくなる！

首の後ろの筋肉が固まっているといろいろな身体の不調につながるのなら、ぜひ柔らかくしたいですね。柔らかくするためには、マッサージやストレッチをすればいい。それは確かにそうなのですが、わざわざ何かをすることもなく、首を柔らかくできる方法があります！

それは、「首を疲れさせない枕で眠ること」です。

寝ると、首の下に隙間ができますよね。この隙間があるままでは、どうしても首に力が入って疲れてしまいます。この隙間を埋められる枕を使えば、首が休まって血流も良くなり、固かった筋肉もほぐれていくのです。

どんな枕を使うか、あまり気を遣わない人は多いですが、首の筋肉をほぐせるかどうかが決まると思えば、その重要性を気にしないわけにはいきません！合わない枕を使うと、ますます筋肉は固まっていきます。だから、不調を感じて自律神経の乱れがあると思われる人は、テキトーな枕で眠ることはやめましょう。

女性の悩みのほとんどは、毎日のスクワットで解決できる！

眠るためには、ある程度は身体を疲れさせることが必要です。年齢を重ねるにつれて運動量が減りますが、忙しくてなかなか運動ができないという人も少なくないと思います。特に、もともと身体を動かすのが好きではないという場合、「どうしよう?」と思いますよね。

そんなに時間がかからず、スポーツウェアに着替えたり外に出かけたりしなくてもできる運動としては、やはりスクワットをおすすめしたいです。スクワットの効果について語るメディアは少なくないと思いますが、実際にとても効果があります。試しに、まじめに30回のスクワットをやってみてください。運動に慣れていない人なら、ヘロヘロに疲れるはずです。

スクワットの良さはわかっていても、疲れるからやりたくない、続かない、という人が大勢いるのではないでしょうか。でも、毎日ちゃんとやれば、女性のほとんどの悩みは解消されます。実は、顔のほうれい線が目立たなくなるとも言われているのです！　3日坊主を返上してみませんか？

筋肉がほぐれると
メンタルが変わり、
表情が変わり、
人生が変わる！

自律神経が乱れ、ストレスがたまって身体の不調に苦しんでいる人も、筋肉がほぐれて首のこりが改善すると、劇的に変わっていきます。

これまで多くのお客さまの施術をしてきて、たくさんのうれしい変化を目にしてきました。

不眠に悩んで、はじめはとても神経質で険しい表情だったお客さまも、筋肉がほぐれていくにつれて穏やかになり、にこやかな表情になっていきます。イライラしてけんか腰で来店したお客さまも、施術が終わって落ち着くと「さっきは失礼な態度をとってすみませんでした」と謝ってくださいました。

みなさん、徐々にストレスから解放されることで、抱えていた痛みや悩みを手放し、まずはメンタルが変わって穏やかで前向きになります。すると、顔つきもガラリと優しく、さらに美しくなる。

この変化はとても大きくて、人生すらポジティブに変わるのではないかと思います。あなたの人生を明るくするのは、あなたの首の筋肉かもしれません！

2章

疲れやストレスの正体

あなたの身体を支配する自律神経のお話

患者さんたちの悩み第1位！

サロンに集まってくる患者さんたちは、ありとあらゆる身体の不調を抱えているので、サロンはまるで「不調のデパート」のよう。ひとりで複数の不調に悩むのも、よくあることです。そんなたくさんの不調の中でも、一番に挙げられるのが「眠れない！」ということです。

現代人の本当に多くが、眠りについて満足していない。その事実を、毎日のように実感しています。

しかし、眠れなくて苦しんでいるはずの患者さんたちに、首まわりのマッサージをはじめとした施術をすると、コトンと眠りに落ちていきます。まさにご自分では気付かないうちに、いびきをかいているのです。そして、しばらくしてから「あれ？ 寝ちゃっていましたか？」と、驚いたように起きる。

はい、確かに寝ていましたよ！ 眠れないはずのあなたも、ちゃんと眠れるんですよ！

なぜ、眠れないと悩んでいた人が、施術であっという間に眠りに落ちたのでしょうか。それはまず、施術によって呼吸しやすくなったから。呼吸は、ただ生命活動のために酸素を取り入れるという働きをしているだけでなく、他にも重要な役割を果たしています。

息を吸う時には、胸から上の筋肉を使って交感神経優位になり、吐く時にはお腹から下の筋肉を使って副交感神経優位になる。つまり、きちんと呼吸をすることで、自律神経が整うのです。他にも身体のためにいろいろと、呼吸は大活躍しています。常に無意識に呼吸をしているため、あたり前になり過ぎてその大切さを忘れがちですが、きちんと息を吸って吐くことは重要なのです。

特に、呼吸というと「吸う」ことばかりについ意識をフォーカスしますが、より大切なのは「吐く」こと。吐くときに副交感神経優位になってリラックスモードになるのに、きちんと吐くことができていない人が多いです。それが、身体が休まらない一因にもなる。だから施術によって呼吸がうまくできるようになると、すぐに眠ってしまいます。

それからもうひとつ、患者さんがすぐに眠ってしまった理由は、カチカチに固まっていた首のうしろの筋肉を施術によってやわらかくほぐしたからです。首の後ろの筋肉がこり固まっていると、実はうまく眠れません。

眠りとも深い関係にある、自律神経と首の後ろの筋肉。首は疲れやストレスを左右する、身体の中でもとても重要な部分ですし、自律神経の働きにも大きく影響します。自律神経と首の後ろの筋肉は、いったい身体にどのような影響を与えるのでしょうか。

疲れやストレスの正体は、ズバリ自律神経の乱れ！

では、首の後ろの筋肉についてはいったん置いておいて、まずは自律神経についてお話しします。「自律神経の乱れ」が、ズバリ疲れやストレスの正体なのです！

みなさんよくご存じのように、自律神経には「交感神経」と「副交感神経」があります。そして、心身が活発な状態の時には交感神経が優位で、休まっている状態の時には副交感神経が優位となっている。これはつまり、同じ神経が「今は交感神経」「次は副交感神経」というように、状況に合わせてスイッチを切り替えながら働きを変えるということなのです。

たとえば緊張するような場面に遭遇した時、交感神経は人間を興奮状態にもっていくアクセルになります。すると心拍数が上がり、血管が収縮して血圧が上がります。一方、こうした興奮状態を抑えるブレーキとなるのが副交感神経です。

このアクセルとブレーキが、適切に働いていればＯＫ！　緊張とリラックスのバランスが取れて、健やかな日常を送ることができます。

とくに、副交感神経がきちんと働いていることが大切です。副交感神経の働きでしっかりと体まる状態をつくることが、心と体の健康にとっては必須となりますから。

ところが現代人は、なかなかそうはいきません。忙しいですし、寝る直前までスマホやゲームで目や頭を酷使しています。つまり、交感神経が優位の時間が長くなっているわけです。なかなか副交感神経の出番がありません。すると自律神経は乱れて、疲れやストレス、さらにはさまざまな身体の不調へとつながっていきます。

なんとか副交感神経にも頑張ってもらいたいですよね！　しかし、いくら頑張ってもらいたくても、自分の意思で自律神経をコントロールすることはできません。自分の意思とは関係なく働く。それが自律神経なのです。

自律神経と体性神経

人間は、「体性神経」と「自律神経」の2種類の神経によって身体を動かしています。簡単に言えば、自分で動かそうと思って動かせるのが体性神経で、自分の意思では動きを決められないのが自律神経です。

目や耳や皮膚などからの感覚を使って集めた情報をまず脳へ伝え、脳で整理されたそれらの情報を身体の必要な部位に伝達し、その部位を動かす体性神経。たとえば、お菓子を見ておいしそうだから食べたいと思い、手を伸ばして食べる。これは、体性神経による動きです。

一方で、意思に関係なく独立して働き、内臓や血管の活動、呼吸などをコントロールするのが自律神経。胃で食べ物を消化するとか、緊張するとドキドキするといった動きは、自分でやろうと思ってできるものでも、やめようと思ってやめられるものでもありませんよね。

普段、僕たちは自分の意思で行動していると思っています。朝、起きようと思って起き上がり、朝食の準備をして食べ、身支度をする。そんなふうに一日をはじめて、その日の行動も全部自分で決定しているつもりでいますよね。

確かに内臓は勝手に動くし、血圧も自分では上げ下げできない。でも、行動は自分の思い通りにしているのだから、自分の身体を主に動かしているのは自分自身であり、体性神経によるところが大きい。そう思いがちです。

ところが、生きていくうえで自分の意思による動きなんて、実はたかが知れています。僕たちの身体を支配しているのは、体性神経ではなく自律神経の方なのです。体調や気分といったあらゆる部分に影響し、人生の質をも決めてしまう。

そんなスゴイ自律神経。交感神経がアクセルで副交感神経がブレーキ、という程度のところまでは多くの人が知っていても、その重要性はまだ周知されていないような気がします。

そもそも自律神経の扱い方がわからないし、いい状態か悪い状態かもわからないのではないでしょうか。雑誌などではよく目にする神経の名前だけれど、どこにあるのかもよく知らない。身体の中の、実体としてつかみにくい神経なんて、そんなものかもしれません。

ただ、誰にでも理解できることがあります。それは、自律神経が乱れた悪い状態であると、それはさまざまな不調として身体に現れてくるということです。たとえば便秘、下痢、謎の頭痛などの不定愁訴。そして不眠などのありとあらゆる体調不良が、自律神経の乱れによるものである可能性があります。

乱れたとしても、それが一時的なものであればそれほど問題にはなりません。今日は乱れていたけれど、明日は大丈夫というのもよくあることです。でも、それが常態化すると身体は悲鳴を上げるようになります。

そしてもっとひどくなると、「気になる不調」から、病院に行かなくてはならない「病気」になってしまうのです。

自律神経の乱れの原因は首の後ろの筋肉にある

健康を損なうことのないよう、自律神経をいつも整えておきたいですよね。でも、自分の意思でどうにかできる神経ではない。困った！

では、なぜ乱れるのかを考えてみましょう。なんらかの原因で、正常な働きが乱れるわけですから、その原因とは何なのか。

そこで登場するのが首の後ろの筋肉です。自律神経の乱れは、首の後ろの筋肉がこり固まっていることから引き起こされるのです。

首は、脳から受けた指令を神経が身体中に伝えていく時に、すべての神経が最初に通過する重要な場所です。当然、自律神経もすべて首を通ります。この時に、首の筋肉がこり固まっていると、神経を圧迫しますよね。すると脳からの指令の伝達が阻害されて、正常に働かなくなってしまうのです。

首は、もともと非常にこりやすいところです。何しろ、自分の体重のおよそ1割（5～6kg）もある重い頭を、起きている間中、ずっと支え続けなくてはなりません。しかも、細い！身体の中でも、首ほど酷使されている場所が他にあるでしょうか。

それに加えて、デスクワークやスマホ、ゲームなど、現代人の日常は首の状態を悪くするものであふれています。

後頭部から腰椎にかけての深いところにある、「後頭下筋群」と呼ばれる4つの筋肉。ここがこり固まって、神経を圧迫します。だから、首の後ろが固まっていると自律神経が乱れるのです。

それなら、後頭下筋群をやわらかくほぐせたら、自律神経が乱れることもなく整うということになります。サロンにやって来る「うまく眠れない」と悩む患者さんたちに、首の後ろをほぐす施術をすると、コトンと眠りに落ちていく。これがどういうことかというと、「自律神経」と「首の後ろの筋肉」と「睡眠」が深く関わっているということなのです。

神経を介して、筋肉は内臓と深く関わっている

ここで少し、筋肉についての話をさせてください。首の後ろに限らず、筋肉は神経の働きを左右します。

神経は脳をスタート地点として全身の内臓にもつながっていて、その働きをコントロールしています。内臓の動きが悪い場合には、その内臓につながる末梢神経まわりの筋肉が、固まったり盛り上がったりしているものです。首の後ろの筋肉が固まると神経を圧迫して伝達を悪くするのとおなじ理論で、内臓へつながる神経を圧迫しているからです。整体師が患者さんの身体を触ると、どの内臓が疲れているのかがすぐにわかります。

たとえば、右の腰がパンパンに固いと肝臓が疲れている証拠。それから、うつぶせ寝をしてもらって左側の肩甲骨が盛り上がっているな

ら、胃が疲れているのだと推測できます。

つながっている末梢神経を刺激してやると、内臓は活発に動き出すのです。そして、刺激する方法は、その神経のまわりの筋肉をほぐすこと。神経を働かせるために、いかにそのまわりの筋肉をやわらかくする必要があるかということがわかります。

一見、内臓の働きと筋肉なんて、直接の関りがあるとは想像できませんよね。でも、神経を介して深く関わっているのです。だから内臓の健全な働きのためには、ぜひ筋肉をほぐしたり筋トレをしたりしましょう。筋肉は、動かさなければ固まってしまいます。

ただ、良かれと思って筋トレをしても、鍛える場所のバランスが取れていなければならないので、気を付けましょう。たとえば胸のあたりの筋肉を一生懸命に鍛えても、背筋を鍛えなければ背筋は固まって、そのせいで不調が生じるかもしれません。

できれば自己流ではなく、トレーナーに見てもらいながらバランスよく鍛えて、やわらかく良質な筋肉をつくりたいですね。

副交感神経が日常を変える

では、「自律神経」と「睡眠」に話を戻します。

眠れないということは、身体を休める準備ができていない、つまり交感神経がいつまでも優位で、なかなか副交感神経の出番がないということになります。忙しく働き、寝る直前まで目を酷使するような生活は、首のこりの原因になるだけでなく、神経そのものを高ぶらせて休ませることができません。

だから、副交感神経を優位にすることに意識を向けていきましょう。

ひと言で「自律神経の乱れ」と表現していますが、現代人は「副交感神経の優位の状態が多くてバランスがくずれる」というケースは少ないのではないかと思います。ほとんどの人は、「交感神経の優位の状態が続いて休まらない」から悩んでいるはずです。

そんな理由で身体に表れる疲れ、不眠、便秘、動悸、頭痛などの不定愁訴は、つまり副交感神経がきちんと働くことで解消されるということになります。

首の後ろの筋肉が自律神経を圧迫すると、神経の伝達がうまくいかずに交感神経と副交感神経のバランスが乱れますが、副交感神経にとってはさらに首のこりは大敵となります。なぜなら、脳に近い首の上の方に、「副交感神経センター」という副交感神経の働きをつかさどる場所があるからです。

健康のカギは、副交感神経にある！　これを理解することで、日常が変わると思います。それはそうですよね。副交感神経はリラックスしている時に優位となる神経。リラックスしている時は、くつろいで幸せを感じているものです。決してイライラしたり苦しかったりすることはありません。

幸せで健康な日常を送りたいなら、副交感神経に最大限に働いてもらうことが大切です。

「疲れる」と「眠れない」は、「卵が先か、ニワトリが先か」のようなものなのです。

眠っている時に自律神経は整う

幸せと健康のカギとなる副交感神経が最大限に活躍できるのは、ご存じのとおり眠っている時。

眠っている時間は副交感神経が優位になって、血圧や心拍数、呼吸数、体温が低下し、代謝も低下します。この全身がオフになる感覚の中で、疲労回復して次の活動への準備をするのです。

この時、どんな心身のメンテナンスが行われているのでしょうか。

具体的には、次の5つです。

①記憶が整理される

脳が、起きて活動している時に学習した記憶を整理し、情報の取捨選択をおこなって、必要な情報を定着させたり強化したりします。

②疲労を回復してアンチエイジングを促す

睡眠中には、疲労回復に必要な成長ホルモン、抗酸化作用があってがんや老化を抑えるメラトニン、心身を環境の変化に合わせて調整するコルチゾールといったホルモンが分泌されます。

③免疫力の向上

免疫システムの主力であるTリンパ球は、睡眠中に分泌されるメラトニンが胸腺に作用してたくさん作られます。

④自律神経のバランスが整う

副交感神経が優位となり、心身がリラックスして休まります。起きている間は交感神経が優位になることが多いので、睡眠中にしっかりと副交感神経が優位になることで自律神経のバランスが整います。

⑤食欲を調節する

睡眠不足になると、食欲を抑制するホルモンが減少して食欲を増すホルモンが増えます。しっかり眠ると、そうしたホルモンの増減を防げるので、肥満の防止にもなります。

④に「自律神経のバランスが整う」が入っています。結局、自律神経のバランスが整うことで質の良い眠りを手に入れられたら、その質の良い眠りはさらに自律神経を整える働きをしてくれるので、いい状態の循環が生まれます。

身体のメンテナンスのために、いいことづくめの睡眠。自分で「整えよう！」と思っても自律神経は思い通りには整ってくれませんが、きちんと眠ることさえできればちゃんと整うのです。だから、自律神経なんて思い通りにならないとあきらめずに、いい眠りを手に入れるための行動を取って、自律神経をコントロールするようにしましょう。

逆に言えば、自律神経が乱れてうまく眠れないと、睡眠時間に自律神経を整えることもうまくできずに、ますます乱れていく。そういうことになりますよね？

質の良い眠りとは？

では、しっかり休めて自律神経を整えるような質の良い眠りとは、具体的にはどういうものでしょうか。それを説明するための「レム睡眠」「ノンレム睡眠」という言葉を、みなさんも聞いたことがあると思います。

「レム睡眠」は覚醒に近い状態で、自律神経も交感神経の活動が覚醒時と同じように上昇するなど、不安定に変動します。そして「ノンレム睡眠」は、副交感神経が優位になって脳の活動も低下する深い眠りの状態。

入眠してからおよそ90分、ノンレム睡眠でぐっすりと眠ると、次に短いレム睡眠の時間がやってきます。その後でまたノンレム睡眠、レム睡眠とくり返していくと、だんだんとノンレム睡眠の深さと時間が減っていき、レム睡眠の時間が長くなる。このリズムがきちんとできているのが、質の良い眠りです。

つまり、眠ってからすぐに深い眠りで副交感神経が優位になったところから、ゆっくりと起床時の交感神経優位に変化していく。そうすれば心身も脳もしっかり休めるし、起床に向けての準備が着々と整うことになります。

「うまく眠れない」という人は、まず交感神経優位の臨戦態勢で眠りにつき、力が入ってリラックスできていません。そしてせっかく眠ったとしてもノンレム睡眠の時間が短くて、眠りが浅くすぐに起きてしまうのです。

つまり副交感神経が優位になる時間があまりなくて、交感神経が活発になるレム睡眠が長く続く状態です。すると、休まる感覚を得られずに疲れが残ってしまいます。そのせいで、目が覚めても前日の疲れを引きずっているし、気分もスッキリしません。

やはり副交感神経が、睡眠の質を向上させるのです。

「眠れない」と「自律神経の乱れ」の切っても切れない関係

疲れやストレスといった日頃の不調の正体は、自律神経の乱れでした。自律神経が乱れる原因は、首の後ろの筋肉がこり固まって神経を圧迫していることと、うまく眠れないために睡眠中に自律神経を整えることができないこと。この2つです。

首の後ろの筋肉が固くなって自律神経が乱れるから、うまく眠れなくなったのでしょうか。それともうまく眠れないことで自律神経が乱れてしまったのでしょうか。「疲れ（自律神経の乱れ）」と「眠れない」は、まるで「卵が先か、ニワトリが先か」という議論のように、どちらが先とも言えませんが深く関わり合っているわけです。

結局、「眠れない」を解決するためには自律神経の乱れを整えることが大切だということはわかりました。そして、「乱れを整える」の意味は、副交感神経をきちんと優位にするということも。

悩んでいる人は、悩んでいる時点で残念ながら今の睡眠の質は良くないはずなので、睡眠中に自律神経を整えることはできなくなっているでしょう。だから、まずは首の後ろの筋肉をほぐすという、もうひとつの整える方法にアプローチしていきましょう。

肩こりに悩んでいる人は大勢いますが、首のこりに気づいて悩んでいる人は案外少ないものです。首の筋肉が固まるという認識が、そもそもないというケースがほとんどです。

だから、首の後ろの筋肉をほぐす重要性について、もっともっと多くの人に知ってもらいたいと思っています。

本当にリラックスすることの大切さ

それ、本当のリラックス？

うまく眠れないと悩む患者さんたちを見ていると、起きている間にもずっとリラックスできない立場にある人が多いと思います。たとえば弁護士さんのように、頭を使うことが多くて心が休まらない職業やポジションの人。休日にも仕事のことが頭を離れないとか、仕事絡みの電話がかかってくるかもしれないとか、完全にリラックスすることができないとストレスも溜まります。

こういう人たちは、肩が上がってしまったりストレートネックになったり、巻き肩になったりします。身体の歪みが常態化してしまうのです。それに気づいていない人も多いし、自分がよく眠れているのかどうかもわからない。

それから、肉体を使う人たちも、身体の疲れだけでなくストレスにもさらされがちです。特にアスリートは、自分を追い込んで練習し、試合など結果を突きつけられる状況に常に身を置いています。身体もメンタルも疲れ切ってしまうことが想像できます。

元サッカー日本代表の中山雅史さんは、選手生活の後半になってくると筋疲労がひどくて、朝目覚めてから2時間ぐらい動けなかったそうです。少しずつ動かしてストレッチをして、なんとか起き出す。睡眠だけでは回復しないほどの疲労ですよね。

これはトッププロアスリートならではの例外かもしれませんが、心身の疲労がひどくストレスの多い人たちは、睡眠の質も低下して、眠るだけではなかなか健康な状態にはなれないようです。

そういう場合は、首の後ろをほぐして睡眠の質を上げるだけでなく、リラックスできる時間をぜひつくってもらいたいと思います。ただ、リラックスの定義は難しい。


本当のリラックス状態になれるのは、副交感神経が優位になっている時だけなのです。

たとえば自分のストレスを自覚している人が、疲れを癒そうと温泉に行ってゆっくり露天風呂につかって、リラックスの時間を自分にプレゼントしたとします。けれど、本当にそれはリラックスになっているのでしょうか？

副交感神経が優位になっているかどうかは、自分で確かめることができないので、実はちっともリラックスできていないかもしれません。特にストレスをため込んでいる時には、何らかの問題を抱えているもの。ついそのことを考えてしまって、安らげなくなりますよね。

「気持ちいい！」に集中してオンとオフを切り替える

本当のリラックスとは、「すごく気持ちいい！」という状態に気持ちを集中できることです。温泉につかりながら、「戻ったらあの仕事を片付けなきゃ」とか「来週の予定は何だっけ？」などと考えていたら、その時には副交感神経が優位になれません。

でも、仕事やプライベートでの義務や役割についてすっかり忘れて、ただその時の気持ちよさに身をゆだねることができたら、それはリラックスになります。たとえば子どもは、夢中になれる楽しいことが生活の中に散らばっているから、ストレスが少ないわけです。最近はストレスフルな子どもが増えているとも言いますが、一般的には大人のようにストレスで身体がこり固まっている子は少ないです。

大人も、身をゆだねられる気持ちのいいこと、楽しいことを見つけませんか？ 温かい布団の中で幸せを感じる。お風呂の湯船で自然と鼻歌を歌う。好きな音楽に没頭する。そういう何気ない日常の一コマから、旅行先の素晴らしい景色に言葉を失うとか、極上の高級エステで全身が溶けるようなマッサージにうっとりするような特別感のあるリラックスまで、いろいろあると思います。

ただ、いくら大好きなことでも、ＹｏｕＴｕｂｅを見るような電磁波を浴びて目を疲れさせることは、ほどほどにしましょう。僕のＹｏｕＴｕｂｅチャンネル「美容整体アピアランスＴＶ」をたくさん見ていただきたいので、難しいところですが（笑）。

副交感神経が優位になっているかどうかを自分で見ることができないので、「気持ちいいに集中できるかどうか」を判断基準として見てはどうでしょうか。

好きな仕事に打ち込むとか、楽しみにしている新居への引っ越し準備とか、ポジティブなことでもストレスになります。たとえ悩みがなかったとしてもストレスのない生活なんてありえません。だから、どんな人にも「気持ちいい！」「楽しい！」「癒される！」に集中できるリラックスの時間は必要です。職業柄どうしても気を張る時間が長い場合など、ストレスが溜まりやすいのなら特に、週に2日は休むとか夜は自由時間にするとか、定期的にリラックスタイムをはさみ込めるといいですね。

つまり、オンとオフの切り替えが重要です。集中して頑張る時があって、心から休める時もある。まさに、交感神経と副交感神経のスイッチの切り替えになりますよね。

オンとオフを切り替えられるかどうかは、正直なところ性格によるところも大きいです。オフになることに罪悪感をもつ人や、切り替えが苦手だという人ももちろんいます。

サロンにいらっしゃるそういう患者さんたちには、話をしながら施術して気持ちも一緒にほぐしてもらいます。さらに身体が楽になる実感がもてれば、みなさん変わっていきます。

根本から性格を変えることはなかなか難しくても、ちょっと意識を変えたりポジティブな話に耳を傾けたりすることで、だんだんとオンとオフを切り替えられるようになっていくのではないでしょうか。

3章

睡眠の質は
コントロールできます！
つまり不調は
枕からやってくる!?

睡眠の質をコントロールはできます

雑誌でもWEBでも書籍でもよく見かけるのが「睡眠の質」という言葉です。みなさんは「睡眠の質」のクオリティってどんなイメージがありますか？　睡眠は時間じゃなくて質だよ、なんて言われています。よくあるのは眠る前に、睡眠サプリやアロマを炊いたり、ストレッチをする。体内リズムを崩さない理想の生活をしたり、スマホをシャットアウトしたり、足を温めたり。最近ではアプリで睡眠の質を測ったり、そんな人も増えていると思います。食事もまた重要だと言われていますよね。

いわゆるこれらは入眠の環境を整えていく、入眠の際のセッティングということですよね？　もちろんそれらは重要です。

そして皆さんが共通しているのは目覚めたときのスッキリさ、なのではないでしょうか？　深く寝入って、スッキリ目覚めて、元気に一日を過ごす。カラダのどこも痛みもなく、スッと起き上がれる。理想の睡眠と目覚めですよね。

でもどうでしょう？　寝ている間、たとえば5時間とか6時間、もしかした8時間かもしれませんが、24時間あるうちの結構な分量をベッドや布団の中で過ごしますよね？　前にも書きましたが、人間は睡眠中にそれなりの数の寝返りを打ちます。10回から30回するという話もあります。寝ながらする寝返りをスムーズにするには何が大切でしょう？　ベッドのマットレス？　それともパジャマ？　実は一番大切なのは枕なんですよね。

寝返りを打てるか、打てないか？　で考えると、そのあなたの使っている枕は寝返りが打てる枕でしょうか？　睡眠中にビデオでも録画していればきっとすぐわかると思いますが、夏の寝苦しい朝、冬の寒い夜中……あなたはどんな寝返りを打っているでしょう？　この寝返りがスムーズにできる・できないがまさに睡眠の質を決めていると言っていいでしょう。

つまり睡眠の質は寝返りのできる首や肩などの環境を作れるか、作れないかで大きな差が出てきます。その最適な環境を作れるのが、世界中の人々のほとんどが使っている枕なのです。

寝返りを制する者は睡眠を制する

布団やマットレスももちろん重要なのですが、寝返りを制するのはまさに枕です。何度も書いてきたように、私のクリニックに来られる方は首がたいていガチガチに固まっています。肩が痛いと自覚してらっしゃる方は多いですが、会わない枕によって、首がガチガチになって、勝手に不調を呼び込むパターンは想像以上に多いのです。皆さん、なかなかそれに気づかないのですが、我々はそういったお客様は首をほぐすだけで瞬間にいびきをかきはじめるくらい、頻繁に見ている「あるある」のケースなのです。皆さん、驚くほど、施術中に首をほぐすとあっという間に深い眠りにつかれます。そして「あースッキリしました！」っておっしゃいます。

実はあなたの今使っている枕が、あなたの首を肩を腰をガチガチにしているだけなのです。

わかりやすく「不調だ」「睡眠不足になったような気がする」とい

ったプロセスを書いていくと、この枕が合わず、寝返りが上手に打てないことを起点にしているケースが多いのです。まず枕が合わないため、首の筋肉がカチカチになる。結果、寝返りが上手に打てなくて睡眠中の横の体位になったときに、肩の負荷も増えて、肩もガチガチになる。決して昼間のハードワークだけが肩を痛めているわけではないのです。結果、首から肩にカチカチが広がって、さらに腰に、足に負荷がくることになっていきます。

朝起きても肩も腰も痛い。よくよく考えると首がなんだか変だ。きっと仕事でのパソコンやスマホの見過ぎで姿勢が悪いからに違いない。接骨院やクリニックに行ってみよう。えっ？　首が原因？　えっ？　その根本的な要因は使ってる枕が合わないから？　気づいたときにはカラダ中がガチガチになっているのです。

寝ている間に、この数十キロの人間のカラダが右に左に重みを持って、寝返りをしている。きちんと寝返りができないと変な態勢のまま、どこかに一方的な体重という負荷がかかってしまう。赤ちゃんは寝返りを上手に打ちますよね。これは軽いというのもありますし、そもそも高い枕なんて使っていません。

理想形はつまり赤ちゃんの頃の寝返りなのです。

あなたの枕が柔らかすぎても、硬すぎてもダメ。また低すぎても高すぎてもダメ。もしかしたら、流行りに乗って、低反発のプニプニの枕なんか使っていませんか？　その枕だと「良い寝返り」は打てませんよ。

本書のタイトル通り、「今すぐそのマクラを捨ててください」。ずいぶん失礼なタイトルですが、そうつけた理由もわかっていただけるのではないでしょうか？

大勢の人が悩んでいる「どんな枕を使えばいい？」

ずっと書いてきたように、私のクリニックには多くの患者さんが訪れますが、その中でも多い、眠りに問題を抱えている患者さんたちに、よく聞かれることがあります。

「どんな枕を使えばいいですか？」

「いい枕はないですか？」

「何度も枕を買いなおしているんです」

朝起きると、首も方もガチガチにこっている。オーダーメイドの高い枕を買っても、自分には合わない。いったいどうしたらいいのでしょうか……。

これは、せっかく眠ったのに枕が合わなくて、起きたら肩こりや首こりでかえって疲れているということですよね。

日常生活で首が前に出てしまうストレートネックや肩が内側に向いてしまっている巻き肩の人が、そのまま寝ると首にずっと力を入れたままで寝ていることになるのです。だから、肩も首も疲れてこってしまいます。

自律神経の伝達を阻害する首の後ろのこりは、質の良い睡眠のためにはご法度でしたよね。重い頭を支え、デスクワークや作業などの日

常生活でただでさえ首がこるのに、なんとせっかく寝ている時間すら
も無意識に力んで、こってしまっていたというわけです。
だから、枕に悩むのは正しい！　首から力を抜いて眠れる枕があれ
ば、起きた時に疲れないのですから。
安心してください。ちゃんと力を抜きながら寝る方法はあります。
オーダーメイドの高額な枕なんて、買わなくても大丈夫です。

枕難民からの脱出！

何の変哲もない、ごく普通の枕。まずはそこに寝てみてください。

はじめは特に不快さもなく、まあまあ休めるかな？という感じでしょう。ただ、そのまま朝まで寝ると、起きた時に疲れているという人が多いのだと思います。

何が問題なのでしょうか？　それは、首と布団のすき間です。普通の枕で寝ると必ず、首はブリッジのように布団から少し浮いた位置になるので、手が抜き差しできるぐらいの空洞ができます。この空洞が、首に負担をかけているのです。

それがどのぐらいの負担なのか、ひとつテストをしてみましょう。次のようにやってみてください。

①寝たまま、バンザイをするように両腕を頭の上に持っていく
②両腕を肩が上がるぐらいまでグーッと伸ばす
③伸ばした左右の手をパチンと合わせる

④左右の手がピッタリと合っているかどうか確認する

普通の枕で首の下に空洞ができている場合、④で合わせた手を確認してみると、左右がズレているはずです。もし右手の指が左手に比べて長く出ているようなら、右側の肩が上がってしまっているということになります。右肩に力が入っている状態ですね。

では、この空洞を埋めるとどうなるでしょう。埋めてみて、同じテストをやってみます。

空洞を埋めるためには、バスタオルを使います。ご家庭にあるバスタオルをまず2つ折りにし、さらにそれを2つ折りにしてから、上からクルクルと巻きましょう。すると、柔らかい円柱ができあがりますね。

では、それを首元に差し込んで空洞を埋めてみてください。いかがですか？　おそらく、一気に楽になると思います。これだけで、力を抜くことができるのです。筋肉が弛緩している状態になりました。

この状態で、先ほどと同じテストをやってみます。すると、今度は左右の指がピッタリとズレずに合わさっていることと思います。これは、肩の力が抜けて肩の高さもそろっているということです。

力を入れず、首と肩をリラックスさせた状態で眠るためには、丸めたバスタオルで首の下のすき間を埋めましょう！

この方法なら、オーダーメイドの枕なんて必要ありません。家の枕にバスタオルを加えて、自分にフィットさせるだけ。

みなさんの手持ちの枕の高さは、それぞれですよね。バスタオルを巻く量を調節して、自分の枕の高さに合わせればＯＫです。ちょっと低めの枕を使っているなら、バスタオルは最後まで全部巻かずに半分ぐらい巻き、余ったタオルは枕の上にかけてしまえばいいです。どのぐらいバスタオルを巻くかは、自分の枕の高さに合わせて決められます。

これで枕難民から脱出！　枕の悩みは解決ですね！

首をやわらかくするストレッチ

枕に悩まなくなるのはいいことですが、本来なら「どんな枕でも寝られる首」にすることが理想です。でも今は皆さん、ご自分で使われてる枕が合わなくて、きっと知らないうちに首がカチカチになっているはず。そこで、固まってしまっている首をやわらかくする方法をご紹介します。

①肩の一番固いところに指を3本差し込んで、反対方向に首をストレッチ

左右20秒ずつ

※首から肩にかけてついている肩甲挙筋と僧帽筋を伸ばし、緩めることがとても重要！

②頭蓋骨が終わるあたりの首の付け根に指3本を差し、斜め上を向く

左右20秒ずつ

※この場所は首の筋肉がはじまるところなので、特に固まらないように気をつけたいです。視神経も通っているので、疲れ目にも効きます。

③両手を頭の後ろにもっていき、頭を抱えるようにして首を前に倒してストレッチ

30秒

※首を前に最大限に伸ばすと、首の部分の頸椎（7つのブロック状の骨が連結している⇒重力でギュッとすき間が縮みがち）のすき間（棘間）が開きます。すると滑液が流れてきて、首の骨の歪みも取れるため、筋肉が緩むだけでなく、骨もよく動くようになります。

この3つのストレッチで、スッキリする人が続出です。

首肩の筋肉が固まって血流が悪くなると、顔の血液循環も悪くなります。それは顔の老化にもつながります！　首や肩をやわらかくすることは、睡眠の質を高めて身体の調子をよくするだけでなく、みなさんの美しさにも大きく関わっていることを忘れないでください。

4章

正しい「寝姿勢」とは？
正しい「枕」とは？

自分では無意識な寝る時の姿勢

みなさんは、自分が寝ている時に、どんな姿勢を取っているのかわかりますか？　そもそも、どのような寝姿勢があるのでしょうか。ありがちな姿勢からユニークな姿勢まで、かなりいろいろなパターンがありますので、まずはそのいくつかを紹介します。

①あおむけ

左右のバランスが取れた基本的な姿勢

②うつぶせ

胸が圧迫された状態で、口呼吸が難しい

③横向き

気道が確保しやすいので呼吸が楽。横向きで背中を丸めて寝ると、腰への負担を緩和することができる

①〜③は、誰もがこうした姿勢で寝ている「よくある寝姿勢」です。

次は、少しユニークな寝姿勢になります。

④あおむけで、胸の上に手を組んだ姿勢⇓胸を圧迫しがち

⑤横向きで、大きな抱き枕に腕も足もからめた姿勢⇓いびきをかきに

くそう

⑥まったく動かない⇓緊張感がある

⑦横向きで膝を抱えた姿勢⇓リラックスしていない

⑧バンザイのように腕を上げ、カエルのように膝を曲げた姿勢
⇓脚に力が入っている

他にもペットを抱いたり、腰や脚の下にタオルを敷いたり、その人なりの寝姿勢を含めれば数多くのバリエーションがあります。

これだけたくさんの寝姿勢がある中で、あおむけで寝たつもりが横を向いているとか、腕の上に頭を乗せていて腕がしびれるとか、ふと目覚めると寝返りを打って姿勢も変わっているものです。眠っているので、当然ですが意識的ではなく、いつの間にか動いているという感じです。

だから、気にしてもしょうがない？　いや、そんなことはありません。正しい寝姿勢を理解して、寝ている間にもなるべく身体に負担がかからないようにしましょう。寝ている時間は1日の3分の1ぐらいはあるのですから、かなりまとまった時間になります。その間、無理のある姿勢を続けたら、身体の不調の原因になります。

「うつぶせ寝」は身体に負担がかかる

では、身体に負担のかかる姿勢とは、どんな姿勢なのでしょうか。
たとえば、うつぶせ。うつぶせで寝ると、肺に心臓の重みがかからないので、呼吸しやすいというメリットはあります。ただし、うつぶせの姿勢では首がどんなふうになるのか、考えてみてください。

顔を下に向けて寝るわけなので、口や鼻を布団がふさぎがち。顔の正面を枕に押し付けて寝ると窒息しますので、どうしても顔を横に向けることになります。するとねじれた状態の首が頭の重みを受け止めることになるので、首は緊張して力んでしまいます。

それに、顔の側面が布団に接することになるので、こすれて摩擦を受けることになります。それが肌荒れやしわ、たるみの原因にもなってしまうので、美容の面からも避けたいものです。

首がねじれる姿勢は、身体に負担をかけます！　うつぶせ寝に限らず、身体はあおむけで首だけ横を向いていたとしても良くありません。もちろん、第3章でお伝えしたように、枕をしている時に首の下に空洞ができているのもダメです。

このような姿勢は首を緊張させるので、寝違えることもあります。そうでなくても、起きた時には首も肩もカチカチ！　そうなったらどうなるか……。もうわかりますよね？

そうです、こり固まった筋肉に圧迫されて、神経がうまく働かなくなるのです。それが自律神経の乱れにつながり、頭痛、肩こりをはじめとしたさまざまな身体の不調を引き起こします。

もちろん、見た目にも影響します。年齢を重ねるのは素敵なことですが、ことさら顔がしわっぽくなったりたるんだりしたら、やはり残念ですよね。老けるだけではなく、不健康そうに見えてしまいます。

例に挙げたような他の多くの姿勢も、どこか不自然でリラックスできない姿勢が多いです。

これがもし、まだストレスや疲れの蓄積が少なく、首の筋肉がやわらかくて肌も弾力のある子どもだったなら、それほど影響はありません。しかし、大人は肉体的にも精神的にもたくさんの荷物を抱えています。それは、サロンにいらっしゃる患者さんやＹｏｕＴｕｂｅの視聴者のみなさんの声を聞くと、実感としてわかります。子どもと同じように、しなやかではいられません。

疲れを自覚するようになったら、寝姿勢にも意識を向けていった方がいいでしょう。

「あおむけ寝」が理想的

では、目指すべき理想的な寝姿勢とは？ それは、あおむけでフラットな状態でいること。単に上を向いて寝ればいいということではなく、首に力が入らない、自然でリラックスできる状態にしておくことがポイントです。このポイントを押さえて健やかな首でいることで、脳から身体のすみずみに出される指令が、スムーズに通過していきます。

デスクワークで座りっぱなしだったり、一日中パソコンと向き合っていたり、混んだ通勤電車で立ちっぱなしだったり、日中にも身体には負担がかかり続けています。それだけでもう、肩や首の筋肉が緊張して肩こり・首こりに悩まされてしまうはず。

身体の歪みを解消するためにも、寝姿勢を整えることはとても重要なのに、それができずに寝姿勢が悪いとさらに首がこる。そんなことのないように、「首がリラックスできるフラットなあおむけ」の姿勢をまずは心がけましょう。

ただ、眠っている間は意識がないし、寝返りなども打つでしょうから、その姿勢を朝まで保つのは難しいです。それに長時間同じ姿勢でいると身体が固まりますので、朝まで寝返りを打たないというのも困りもの。寝返りは打った方がいいです。

寝返りの重要性

実は睡眠を考えるうえで、寝返りはとても重要なこと。身体の負担を軽減し、睡眠の質を上げる役割を果たしています。
具体的には次のような役割があると考えられています。

①血液、リンパ液など体液の循環を促す

②体温調節

暑い時：布団、枕と身体が接触している部分に熱がこもらないよう、姿勢を変えながら熱を放散する
寒い時：身体を動かして血流を促し、指先足先等すみずみまで血液循環させせることで暖かさを保つ

③リアライメント（姿勢のリセット）

日中、起きている時には重力がかかって背骨が歪みがち。あおむ

けに寝ると自然と身体は伸び、寝返りでさらに「反る」作業が加わると、歪んだ背骨の並び（アライメント）をリセットすることができ、並びがよくなる

④背骨と筋肉の休憩

日中の起きている姿勢は、重力にあらがった状態なので、背骨と筋肉に負担がかかっている。寝ている時は唯一重力を受けないので、その間に寝返りで体圧を分散することで、背骨と筋肉を休ませることができる

もし寝返りが打てなかったら、身体の同じところに負担がかかって血流やリンパの流れは悪くなり、体温調節もうまくできず、背骨の歪みも直せないし背骨と筋肉を休ませることもできなくなります。それ

ではとても、良質な睡眠とは言えませんね。

では、一般的に人はどの程度の寝返りを打つのでしょうか。8時間の睡眠の中で、20回程度と言われています。寝返りは生理現象なのです。

理想のあおむけ寝から寝返りを打った場合、横向きの姿勢でリラックスできるかどうかがポイントになりますが、それはあなたが使っている枕次第。うまくフィットする枕を使っていれば、あおむけと同様にリラックスして眠れますが、フィットしていない場合は首に負担がかかります。

枕のせいで寝返りが打てない？

質の良い睡眠のために必要な寝返りですが、生理現象でありながら、寝返りを打てないということもあります。それは身体の不調につながっていくため、原因を知ってきちんと寝返りを打てるようにしていきたいものです。

そこで、寝返りを打てない原因について考えてみましょう。

まず、大きな抱き枕を使っていませんか？　抱き枕に抱きついて寝ていると、なかなか寝返りを打てませんよね。

寝ている間に抱きついていた腕をほどき、手から離すかもしれませんが、それでも大きな枕が寝具に置いてあるだけで、寝返りを打つスペースが奪われます。横向きに寝ている背中にハマってしまえば、逆向きに寝返ることもできません。

大きな抱き枕に限らず、ペットやぬいぐるみ、小さい子どもなど、身体に当たったら動きを封じられてしまうようなものは、一緒に寝ないように睡眠環境を整えましょう。

また、自分に合わない枕を使っているせいで寝返りを打てないこともあります。柔らかい枕などに頭が沈み込んでしまうと、そこにはまり込んだかのように身動きが取れなくなるのです。つまりは寝返りが打てなくなり、朝までの長時間を同じ姿勢のまま寝ることになります。

それから、高さのないぺったんこの枕を使っていたり枕を使わなかったりする場合にも、寝返りは難しいです。横向きになった時に、肩幅の分だけ高さが出るのに頭は低い位置になるわけで、首に負担がかかります。そんな不自然な姿勢になってしまうし、肩をまわしにくいので、枕にある程度の高さがないと寝返りしづらいのです。

このように、うまく寝返りできないケースはあります。すると、ずっとツラい体勢のまま。それがさまざまな不調につながってしまいます。

枕にこだわる人は少数派!?

枕は質の良い眠りのためにはとても大切なのに、こだわって選ぶ人は少数派のようです。以前に比べて健康がフォーカスされるようになり、「枕は大切！」「枕が健康を左右する」ということが少しずつ知られてきているとは思いますが、まだまだ無頓着な人が多いです。

量販店で、「安い！」という理由で買った枕。長く使い続けて、ぺったんこにつぶれている枕。そんなテキトーな枕で寝ている人が大半なのではないでしょうか。特に年配の方たちの多くは情報に疎く、まさか枕が健康を左右するなんて思ってもみないでしょう。

また、枕の大切さを理解している人でも、なんとなく良さそうな枕を選ぶことで満足しているかもしれません。たとえば、「低反発枕」というと聞こえがいいような気がする。だから買ってみる。

でも、低反発枕は頭が沈み込むので、寝返りを打ちにくくなるためあまりお勧めしません。繰り返しますが、寝ている時にずっと同じ姿勢でいるよりも、寝返りを打った方がいい。低反発枕だと、寝返りが減るかもしれません。

では、どういう枕を選べばいいのか。ここで立ち止まってしまいます。数万円もする高い枕があるし、オーダーメイドで自分専用の枕をつくることもできる。でも、枕にそれだけ投資をしても、思うような満足感を得られるケースは多くないと思います。

値段が高ければいいというものでもありません。残念ですね。「枕難民」から脱出する、そのカギは、首の後ろと布団との間に空洞が生まれないようにすること。これにつきます！　この一番大切な条件をクリアするためには、バスタオルを使って自分で枕をつくればいいのです。それは、前章でお伝えした通りです。

ただ、それはあくまでも一番お金をかけず、一番簡単な方法。この簡易バスタオル枕は十分に効果を発揮してくれますが、もっときちんとこだわって自分の健康に貢献してくれる枕を選べたら、さらなる不調の解消が期待できます。

首は枕でやわらかくなる！

首に力を入れずに眠れて、寝返りをしやすいこだわりの枕を使えば、もうそれだけで首の後ろの筋肉はやわらかくなります。

固くなってしまった筋肉は、まずマッサージなどでほぐさなくてはならないと誤解される人が多いかもしれません。マッサージしたうえで首がラクな枕を使えば、自律神経が整う。普通はそう考えがちですが、そうではなく、いい枕を使えばマッサージは要りません。首の力を抜いて寝ていると、筋肉がリラックスできて血流が良くなります。血が巡るようになると、筋肉もほぐれるのです。つまり、枕ひとつで整体に通う必要もない。

それほど、枕選びは重要です。

良い枕の条件は、

①首の後ろが布団から浮かないよう、空洞を埋める厚みがある

②頭が落ちないよう、寝返りしても余裕のあるサイズ

⇓体格によるが、横幅60㎝くらいを目安に

③頭が沈み込まないほど良い固さがある

④寝返りで横を向いても肩が巻かないように、ある程度の高さ（10㎝くらい）がある
⇓横向きで寝た際に背筋と首のラインが床と平行になるようにするのが理想

ただし枕の素材が柔らかい場合は、少し高めにするのがおすすめあおむけで腕を交差させて両肩に手を置いてみて、そのまま左右にストレスなく自然に寝返りが打てる枕が良い

この4つが必須です。

この条件を整体師の目から見て、自分なりの「こだわりの枕」を作れるのではないかと思います。日々サロンで、眠れない患者さんの生の声を聞いているので、こだわり抜いた枕の必要性をずっと感じてきました。

そこで、もし僕が「睡眠の質を高める枕」の開発に携わるなら、どんな枕を作りたいのか考えてみました。

こだわりを詰め込んだ枕があれば人生も輝く

大切なのは、まず首と肩に負荷を感じさせないこと。

寝る姿勢は、立って壁に背中をピタリとくっつけた時と同様になるわけですが、やってみると首と肩の部分に空洞ができます。そこを包み込むことで、リラックスして気持ちよく眠ることができます。

良い枕の条件①にも「空洞を埋める厚みがある」とありますが、僕は厚みに加えて「包み込む」ことでよりリラックスできると考えました。

なぜかわかりませんが、僕が患者さんたちを施術する時にも、患者さんの頭に触れるほど近づいて施術をすると、みなさん気持ちよく眠ってしまいます。頭と僕との間に距離があると、あまり眠らない。

ですから、何かが頭に触れていることが安心感につながり、眠りを誘うのだと思います。包み込むような枕は、首と肩に負担をかけないというだけでなく、そういう意味でも睡眠に貢献するはずです。

それから、無重力感！　まさにゼログラビティ！　本来、頭は8kg～12kgもある重いもの。首と肩に負荷をかけずに頭を包み込めば、無重力状態にあるかのような気分を味わえるて、気持ちよさそうではないですか？

包み込まれる安心感と、ゼログラビティ。それはまるで、お母さんのお腹の中で眠る胎児のような感覚です。

ただ、「包み込まれるよう」と言っても柔らか過ぎると頭が沈み込んでしまいます。寝返りを打てることも大切なので、ある程度は首と頭をしっかりと支えて、横を向いた時に肩の分の高さをきちんとサポートできなくてはなりません。良い枕の条件③の「ほど良い固さ」と④の「ある程度の高さ」が必要なのです。

そのため、ウレタンフォームなどの素材を使った柔らかい低反発枕よりも、ラテックスなどでできた高反発枕の方がいいと思います。高反発枕の方が寝返りが打ちやすく、枕自体もへたりにくく通気性がいい。

フィット感は低反発枕に軍配が上がるので、高反発枕とフィット感をいかに両立させるかがポイントになります。

このようなこだわりから、質の良い睡眠のための枕の条件を考えてみると、次のようになります。

①頭部から首をやさしく包み込むことで首や肩のコリを防ぐ

頭部から首まで2層で支えるダブル構造に。1層目は重たい頭をしっかり包み込むやわらかさにして、2層目では頭部にかかる圧力を分散させます。

②寝返りをしやすくする

身体の動きに合わせて変化する素材を用いて、スムーズな寝返りをサポートします。

③横向きに寝た時に巻き肩にならない構造

若者からお年寄りまで、「こり」の原因となる巻き肩に悩む人が非常に増加しているので、横向きに寝た時に巻き肩にならない枕の構造がとても重要。

そのためにある程度の高さと固さを確保するだけでなく、肩全体を支える幅も確保します。

④接触冷感・湿気を放出

睡眠時には頭部温度が上昇するので、これを下げると同時に湿気を放出し、寝苦しさを軽減する素材と構造を選びます。

これだけこだわれば、枕で質の良い睡眠を提供できるのではないでしょうか。このような枕を使うことで、首・肩のこりがほぐれて血行が良くなり、自律神経が整い、巻き肩の悩みを解消でき、ぐっすり眠れるようになる。

するとまずみなさんの身体の不調が消えていきます。それまで不調が多く、どこか憂鬱な気分でいたとしても、元気になれば自然とポジティブなメンタルになれますよね。ポジティブなメンタルは、表情を明るくします。

明るい表情は、あなたの人生をも明るくしてくれます。枕にこだわることで、身体のどこかしらに不調を抱える毎日とさよならし、健康で快適な明るい人生を手に入れられるとしたら素晴らしいと思いませんか？

質の良い睡眠も立派なＳＤＧｓ推進になる！

枕を変え、質の良い睡眠を手に入れて、健康で快適な明るい人生を送る。これは個人のちょっとした幸せにとどまらず、実は国連で採択された国際目標であるＳＤＧｓの推進にもつながるのです！

大げさでも何でもなく、睡眠は、ＳＤＧｓの17の目標のうち『3.すべての人に健康と福祉を』に貢献できるというわけです。質の良い睡眠を取るために、自ら環境を整える。そういう日常を選び、努力する姿勢はまさにＳＤＧｓにかなったものになります。

実は、日本人の5人に1人は、十分な質の良い睡眠を取れていないと言われています。人は毎日眠るのですから、そんなにも睡眠に悩む人がいることとは、よく考えれば社会的にも大きな不利益につながるのかもしれません。

あなたのうまく眠れない苦しみや、そこから生まれる身体の不調。それを個人的な悩みで終わらせず、ＳＤＧｓの観点からもぜひ改善すべきことと捉えると、よりポジティブに取り組めるのではないでしょうか。

寝具メーカーも睡眠相談を行うなど、企業としてＳＤＧｓに取り組む姿勢を見せているところが少なくありません。それだけ、寝具と睡眠の関係は深いのです。

みなさんも、まず枕をフィットさせるところからＳＤＧｓの推進をはじめませんか?

5章

安心して起きるためのルーティーン

副交感神経と適度な運動が質の良い眠りを誘う

質の良い眠りのために必要なのは、自律神経を整えて、副交感神経がしっかり優位になれるようにすること。

さらに、起きている間に運動ができればOKです。年齢を重ねていくと、「朝早く起きてしまう」「睡眠時間が以前より減った」という悩みが聞かれるようになりますが、これは、運動量が減ってしまうことが大きな要因です。

運動？　ちゃんとウォーキングしているのに！　ちゃんとストレッチをしているのに！　それでもうまく眠れないと不満に思う方もいるのではないでしょうか。では、ウォーキングやストレッチが「運動」になるのかどうか、考えてみましょう。

私が思う「運動」は、しっかりと心拍数が上がり、疲れを感じる運動のことです。

まずウォーキングですが、歩くことで心拍数が上げて疲れるためには、かなりの距離を歩く必要があります。少々歩いた程度では、それほど疲れません。早歩きや歩幅を思い切り広くするなど、身体に負荷をかける形で1時間ぐらい歩けば、運動と言えるかもしれません。ウォーキングをやっているつもりでも、そこまで疲れるほどは歩いていないケースが多いと思います。

次にストレッチですが、ストレッチには「静的ストレッチ」と「ダイナミックストレッチ」の2種類あります。静的ストレッチは、筋肉を伸ばしてキープするもので、筋肉を休めてリラックスするためのストレッチです。一方ダイナミックストレッチは、筋肉を伸ばしながら小刻みに動かすなど、運動前に刺激を与えるストレッチです。

みなさんが一般的に思い浮かべるストレッチは、静的ストレッチの方ではないでしょうか。静的ストレッチでは、リラックスにはなっても残念ながら運動にはなりません。

運動をしているつもりでも、実は運動と言えるほどではなかった。もしそう気づいたら、しっかりと心拍数が上がって疲れるような運動を見つけてみましょう。ジムに通って身体を動かしてもいいし、子どもがいて家を空けにくかったり自由になる時間が少なかったりする人でも、家の中でスクワットをやれば立派な運動になります。

以上が、質の良い睡眠を取るための理論でした。ここまで理解できたとしても、実際には自分でやることを決めて実行するのは難しいですね。何をすればいいのか、迷うところではないでしょうか。

そんな迷えるみなさんのために、ルーティーンを用意しました！　やるべきことは、全部で6つ。難しいことは何もありません。自律神経を整えて副交感神経を優位にするため。あるいは、眠りに必要な運動をするために、ぜひ毎日取り組んでいただきたいです。

①②は特に時間を決めていませんが、③〜⑥は寝る前の時間帯にやっていきましょう。

質の良い眠りのためのルーティーン

1．最低でも1日30回のスクワットを行う

スクワットは、入眠に必要な運動になります。

時間は特に指定しませんが、日中にできたら日中にやりましょう。

夜になってしまったら、寝る直前ではなく、夕食の後ぐらいにやってみてください。寝る前は身体を休めてリラックスする時間にしたいので、運動は避けます。

スクワットは激しい運動には見えませんが、やってみるとかなり身体に負荷をかけることがわかります。それだけに、きちんとやればさまざまな効果を期待できます。スクワットだけで、人間の体の機能に必要な筋力は、ちゃんと鍛えられるのです。

スクワットが鍛えるのは、下半身。特に、人間の身体の筋肉のうち7割を占める足を活動させることでしっかり体力を消耗すると、寝つきがよくなります。

【足は第2の心臓】

足は「第2の心臓」とも呼ばれていて、しっかりと鍛えることで血流が良くなります。逆に、筋力が低下すると血流が悪くなるわけで、意識的に鍛えなければ足の筋力は弱くなりやすいので、スクワットをする、しないで大きな違いが生じるのです。

上半身には、全身に血液を送り出すポンプの役目を果たす心臓があります。しかし、下半身には血流のためのポンプはありません。おまけに、下半身は心臓よりずっと低い位置にあるので、心臓に血液が戻りにくくて滞留しがちです。

そこで、心臓の代わりとなってポンプの役割を果たすのが、足の大きな筋肉です。筋繊維を活発にさせることで、筋ポンプ作用を促すからです。ただし、筋肉は心臓のようにダイレクトにポンプの働きをするわけではないので、鍛えなければうまくポンプの役割を果たせません。

つまり、スクワットで鍛えれば血流が良くなります。血流が良くなると、さまざまな体調不良が改善されます。その中でも大きいのが、筋肉のこりの改善！　固まった肩や首の筋肉がやわらかくなり、神経を圧迫することがなくなれば、体力を消耗するための運動になるだけでなく、眠りの質を高める意味でも効果的です。

もし毎日スクワットで鍛えれば、女性の悩みのほとんどは解決できると思っています。肩こりや首こりを改善してうまく眠れるようになるだけでなく、冷え性の改善、体幹の強化、便秘の改善、骨盤の調整をはじめとした多くの効果があるのです。

何しろ、顔つきまで変わります！　骨盤底筋が弱くなるとほうれい線ができると言われていますが、スクワットで強化すればほうれい線も薄くなります。くすんでいた顔色も、血の巡りが良くなればくすまなくなるでしょう。老化防止の効果は、僕の顔で実証済みです。僕は、数年前に比べてずっと見た目が若くなっていると言われますから！

しかもスクワットは、ゼロ円でできて場所も取りません。わざわざ外に出かけなくてもいいし、ヨガマットも必要なし。

真面目にやるとかなりキツイ運動ですので、こんなに簡単なのに続けるのは難しいかもしれません。でも、体調面のポジティブな変化だけでなく、若返って美しくなるのなら、頑張って続ける意欲が湧きませんか？　やれば必ず変わります。ぜひ、試してみましょう。

2．1日のうち、少なくとも1食は大豆製品を食す

大豆食品のすばらしさは多くのメディアで取り上げられていますよね。大豆にはタンパク質をはじめ、脂質、糖質、ビタミンB1、ビタミンE、葉酸、カリウム、マグネシウム、カルシウム、リン、鉄、亜鉛、銅など、豊富な栄養素が含まれています。ビタミンやミネラルの含有量も多いです。そんな大豆食品の、睡眠への関わりは？　カギを

握るのは、大豆イソフラボンです。

大豆の胚芽には、天然の成分である大豆イソフラボンが含まれています。大豆イソフラボンが必須アミノ酸のトリプトファンを生成して、それが俗に「幸せホルモン」と呼ばれるセロトニンの材料になります。そのセロトニンが、質の良い睡眠のためにもっとも必要なメラトニンに変換されるのです。

大豆イソフラボン⇓トリプトファン⇓セロトニン⇓メラトニン

3．就寝1時間前のお風呂やシャワー

お風呂やシャワーで身体を温めると、交感神経が優位になります。

質の良い睡眠に必要なのは副交感神経ですが、寝る1時間前にお風呂

から上がって交感神経を優位にしておくと、寝る時にはそれが副交感神経に移行しやすいのです。

交感神経と副交感神経の関係は、振り子のようなもの。交感神経がグッと高まれば、その分だけ副交感神経に移行した時には副交感神経の優位が大きくなります。もし交感神経の優位が小さければ、副交感神経の優位も小さいです。

だから、副交感神経の優位を大きく引き出したいのなら、交感神経を十分に挙げておく必要があるのです。

4. 寝る1時間前に行う静的ストレッチ3種

筋肉のこりだけでなく、身体の歪みも自律神経を乱してしまう要因になっています。そこで、歪みを解消する静的ストレッチをご紹介します。

歪みにアプローチするだけでなく、ストレッチで身体を温めておくと、身体は熱を放散しやすくなります。眠るためには身体の熱を放散することが必要なので、そういう意味でも効果的です。

ではストレッチで身体を緩め、歪みを解消して自律神経を整える土台を自分で作り上げていきましょう。

【1】第2頸椎の歪みを直すストレッチ

現代人に多いストレートネックの場合は、首の骨の第2頸椎が歪みます。すると頭蓋骨と第1頸椎をつなぐ「環椎後頭関節」がつぶされて詰まってしまいます。この「環椎後頭関節」は自律神経の根幹！だからここが詰まると自律神経が圧迫され、どんなに疲れていても眠れなくなってしまうのです。

①右手を左肩に置く

②頭を右に傾けてゆっくり上下に動かす（40秒）

③左手を右肩に置き、反対側も同様に動かす（40秒）

ポイント1：なるべく姿勢を正して行う

ポイント2：頭を傾けると、反対側の肩が上がりやすいのでしっかり押さえる

【2】第2胸椎の歪みを直すストレッチ

第2胸椎が歪むと呼吸が浅くなり、身体が緊張状態になっていきます。リラックスしなければうまく眠りに入れないのに、緊張状態では身体の力みも取れず、交感神経優位の状態が続いて自律神経のバランスが崩れていきます。

①頭の後ろに手を組む

②そのまま、できるところまで上を向く（30秒）

ポイント1：第7〜10胸椎の丸みを取ってまっすぐにするような姿勢で

【3】骨盤の歪みを直すストレッチ

①あぐらで座ったまま、お腹を前に倒す

②そのまま右⇒後ろ⇒左⇒前と、骨盤を回していく（30秒）

③同様に反対方向に回す（30秒）

ポイント1：お尻が床から浮かないように（骨盤が固いほど浮きやすい）

ポイント2：早く回す必要はなく、お尻が浮かないようになるべく大きく回す

ポイント3：腸の動きも良くなり、幸せホルモンのセロトニンが分泌されるセロトニンが入眠に必要なメラトニンに変換

5．入眠するまでの1時間は5分以上のスマホ利用を避ける

スマホのブルーライトなどの光が目から入ることで、交感神経優位になります。入眠するまで1時間を切ったら、もう交感神経優位は避けて、副交感神経優位になる準備にリラックスをするべき。

スマホを見て交感神経優位になってしまうと、深い眠りに入りづら

いです。

6．寝る直前になるべくトイレに行く

尿意や便意は、副交感神経優位になって感じるものです。副交感神経のスイッチを入れるために、眠る直前にはトイレに行きましょう。

真面目になり過ぎず、ユルく続けよう

いかがでしょうか。どれも難しくはありませんよね。それでも、ル

ーティーンとして日々続けることが、なかなかできないかもしれません。つい億劫になってしまって、気づけば止めてしまうということもあります。

そこでお勧めしたいのが、あまり真面目にはやらないこと。

たとえば、「寝る1時間前にお風呂から上がろう」と思っていても、日によってできないこともあります。そんな時に、「できなかった。もうルーティーンとして続けられない」と思うよりも、「今日はちょっと時間がズレたけれど、明日はなるべく1時間前にお風呂から出るようにしよう！」と考えられればOKです。

寝る時間まで1時間を切った後、スマホを5分以上見ないつもりが、夢中で見ていたら10分近く経っていた。そんな時にも、「あ、とっくに5分過ぎている！」と気づいてすぐに見るのを止めれば、別に構わないと思います。

特に、スクワットやストレッチなどの実践の際に、本や動画で紹介されるやり方を完璧に再現しようとすると疲れます。

たとえばスクワットでは、腰を落とすときに息を吸い、立ち上がる時に息を吐くと良いと言われますが、初心者の場合は「あれ、息を吸うんだっけ？　吐くんだっけ？」とわからなくなってしまいがちです。それから、膝が前に出てはいけないと言うけれど、自分の膝はどうなっているのかわからないとか、気にしはじめると、正しい方法でできているのか不安になってしまいます。

あまり細かいことは気にせずに、とにかくやる！　それが大事です。普通は最大限に効果的な方法が紹介されているので、それをその通りにやらなくても、最大限ではないにしても効果はあります。

ルーティーンに限らず、自分でやってみる時には完璧を目指さず、だいたいできればいいという程度の気持ちで実践してみてください。

僕のYouTubeチャンネルでは、身体のいろいろな部位を押さえたり伸ばしたりするセルフケアを紹介していて、「○○から指△本分のところを押さえる」といった説明をしています。でもそれは、ピンポイントでそこを押さえなくてはいけないというわけではなく、伝える時にはできるだけ正確に伝えないと納得できない人が多いからです。

だいたい指△本分なんて言っても、指の太さも人それぞれ。あまり神経質にならず、多少違っていてもいいから、まずは実践することを優先しましょう。それが、長続きの秘訣になります。

6章

「今すぐその枕を捨てなさい」とタイトルをつけた僕が理想の枕を作ることになりました

「捨てなさい」というなら、自分が良い枕を作るべきなのでは？

書籍にはよく「終わりに」といったような著者の締めの内容がくることが多いようですが、今回の書籍は終わらず、新たな宣言をしたいと考えました。

皆さんも本書のタイトルを見て聞いて、その言い方の強さに驚いたかもしれません。「今すぐその枕を捨てなさい」なんて、もう失礼ですよね（笑）。でも私たちの美容整体アピアランスビューティに来るお客様の話を伺っていると、本当にその枕変えた方がいいですよ！と実際にアドバイスしていたんですよね。

実は本書を構想したのは1年ほど前になりますが、編集者の方や周囲の方から『「捨てなさい」とまで言い切ってしまうなら、捨てさせた後もフォローするべきなのでは？』と言われたのです。

確かにそうかもしれません。捨てなさいと言い切るなら、それに代わるものを用意すべきですよね。責任を持って作るべきなのかもしれません。

本書を書き始めた時にはそんな気持ちで、スタートしたのです。

でも僕がこだわりすぎて、きっと理想の枕なんて、機能性はもちろんですが、原価が高くなって売り物にならないだろうな、なんて思っていました。

いっそ、10万円の枕を作ってもいいのかもしれないなんて思いました。

なぜなら僕の考える理想の枕は今、世の中にないものだから。

★首をリラックスさせて頭部から首をリラックスさせる
★肩の高さに合わせて、硬くて高い枕が必要
★1日8〜20回も寝返りするすべての人が寝返りをしやすい機能を
★横向きに寝たときに巻き肩にならないような構造
★起床時もしっかり枕が動かず、頭も枕に残っていること

ここまでずっと書いてきたことなのですが、僕のいう理想の枕は、ものすごく矛盾がある枕だったんです。硬いのに柔らかい、とか。低反発にならず、頭も首も包み込んでほしいとか。これまでもいろいろ試そうとしたこともありましたが、なかなかこの矛盾を聞いて実現してくださるパートナーがいなかったのです。

それこそYOSIKIさんではないですが「カレーが辛いから帰る」のようなノリで「柔らかいのに硬くならないなら開発できない」。それに近い無茶なことをずっと言っていました。性格的にも徹底して突き詰めていきたい、妥協したくないタイプなので、それこそ多くのサンプルを作り、やり直して、究極の矛盾から究極の枕を開発していきました。

お客様たちから得た理想の枕のヒント

美容整体に来てくださるお客様は女性だけではありません。男性も

いらっしゃいます。皆さん、共通しておっしゃるのが
「寝返りしやすい枕がほしい」

「寝返りすると夜、つい起きてしまう」

「朝起きると節々が痛い」

「体に負荷をかけず眠りたい」

「首もリラックスしたいし、頭も包み込まれたい」

といった内容です。年齢が上がっていくにつれて、その思いは切実になってきます。枕が合わなくて、深夜何度も起きるとか。深く眠れた気にならないとか。

理想の枕を作りたい。こだわりぬいてやってみました。

実はもう、完成しつつあるんです、理想の枕が。

睡眠の質を徹底的に高めていくために、メーカーの方には以下の具体的な内容を伝えました。もちろん絶句されましたし、先述の矛盾する「柔らかいのに硬い」とかはもう苦笑というか。でも作れたんですよね、結果としては。

普通のメーカーでは無理なので、僕の注文に早いレスポンスで応えてくださる良い方たちとの出会いもありました。

もうすぐ（２０２３年）になったら発表できると思いますが、簡単に書くとこれが本当に枕のスペックなの？と思われるかもしれません。

僕が深く深く追及したのは簡単にまとめると以下の7点です。

・高復元力

低反発・高反発を超えた「高復元力素材」を採用。カラダの動きに合わせて変化する素材。スムーズな寝返りも首の動きもサポート。

・包み込む柔らかさ

人の頭の重さは８kg〜12kgもあります。頭をしっかり包み込みながら、首から肩まで優しく「支える」極上の柔らかさ。この枕に頭をしずめた人すべてが必ずいいます。「なにこの浮いてるような感覚」「どこにも体重がかかってない」。睡眠時間が生み出していた「首・肩のコリ」を解消していく柔らかさです。

・2層で支えるダブル構造

実はこの枕は肝心な頭を載せる部分が2層になっています。1層目はボーリングの玉ほどの重みがある頭を「包み込むため」の層。2層目は頭部にかかりがちな圧力を分散させるためのもの。合わないマクラだと頭の一部で支えているような感覚になりがちですが、寝苦しさも同時に改善していけるはず。

・ショルダーヒル構造

横向きに寝たときに、巻き肩を防ぐというのは何度も書いてきました。今、世の中にある枕は横向き寝は楽だけど、抱き枕ではないですが、巻き肩製造機のようになってしまっているケースが本当に多いのです。絶妙な高さと硬さで、横向き寝を安心サポートする機能を考えました。

・寝返りスムーサー機構

人体構造に基づき設定した枕のど真ん中につくった奇跡のような機能。なぜ寝返りがきちんと正しく打てないのか？　それは寝返りを打とうとする始まりで止まってしまう違和感をなくして、簡単に寝返りが打てる「初動」をきちんと作っているということ。「いっせーのせ！」で寝返りを打つようなことは完全になくなります。

・ワイド形状

僕の開発した枕は横幅を広くしました。これは肩全体を支えることができます。これも巻き肩を防ぐ、寝姿勢をきちんと整えるためのアイデアです。多くの枕が原価がかからないように小さく、コンパクトになりがちですが、ここは思い切りわがままを通しました。

・接触冷感・湿気を放出

気持ちよく寝られるためには、こうした機能性が実は重要です。睡眠時には相当上昇すると言われている頭部の放熱。暑い時期でも頭部の温度を下げて、湿気も同時に放出し、寝苦しさを少しでも解消出来たら、そう思って付け足しました。

たぶんですが、世界中のどこを探しても、これだけの機能性が高い、理想の枕はないと自画自賛できるほどのものになりました。ゆえに自信を持って言います。

「あなたのその枕、捨ててください！」

本当に皆さんの前にお見せするのが楽しみなのです。

実際に使ってくださった方に言われました。「返したくない！」

既に書きましたがこの枕を使ってくださった方、必ず言われるのが「持ち帰っていいですか？」「今買います」。

とくに頭を載せた瞬間、１００％と言っていいほど「初めての感覚」と皆さんおっしゃいます。

今回、実はあの俳優の松平健さんがご縁もあって、この枕のプロデューサーをしてくださるという夢のようなコラボレーションが実現しました。世代的にも上様に枕を……という感覚なのですが、実はサンプル品を使っていただいたのですが、「このまま使っていいですか」「この枕なしでは眠れない」とまでおっしゃっていただけたのです。もちろんCMでもないのでお世辞でもなんでもありません。そして松平さん自身、睡眠の質には悩みがあったようで。

もちろん上様には逆らえません。サンプル品は一つしかありませんでしたが、「どうぞそのまま使っていただければ」とお渡ししました。あれだけのプロフェッショナルの方だからこそ、実際に寝てくださって、使ってくださって、きちんと試していただけたのもありがたいですが、心の底から気に入ってくださったのが嬉しかったですね。

世界中の人に安眠を届けたい。枕を変えればできること。

ＹｏｕＴｕｂｅでは美容に特化して、書籍も出したり、ユーチューバーとしての自分がいます。そして美容整体を経営する自分がいます。そして、こだわりぬいた商品開発にも参画することが叶いました。確かに発信する部分は、ありがたいことにＹｏｕＴｕｂｅも登録者が109万人ほどいます。それも私の美容整体だけでは、絶対にできない、全国の皆さんによりよい情報を発信したかったからです。

しかし、この100万人の人たちよりもさらに多くの人にアプローチできそうなのが枕なんだなと思いました。世界中、言語に関係なく、国境に関係なく、枕は存在します。

睡眠の悩みや不調は世界共通で、それこそその根源的な理由は枕にありと僕は思っています。その国の言葉がしゃべれなくても、この理想の枕を渡すだけで伝わります。もしかしたらメキシコやアフリカやインドまで、理想の枕があれば僕が理想としている世界を目指せるのかもしれません。

そういった意味で、枕からアプローチしていくのは決してビジネスライクなものではなく、世界中を笑顔に、幸せにしていけるツールの一つだと考えています。美容整体を数店舗展開してお客様と直接触れ合う。ＹｏｕＴｕｂｅで１００万人の悩みを解消できる。次のステップは世界中に通用する「理想の枕」で46億人を幸せにする。極端に言うと、世界中の皆さんの睡眠時間が僕の枕に彩られる、気持ちよくなっていただける。そんなアプローチができたら、嬉しいです。

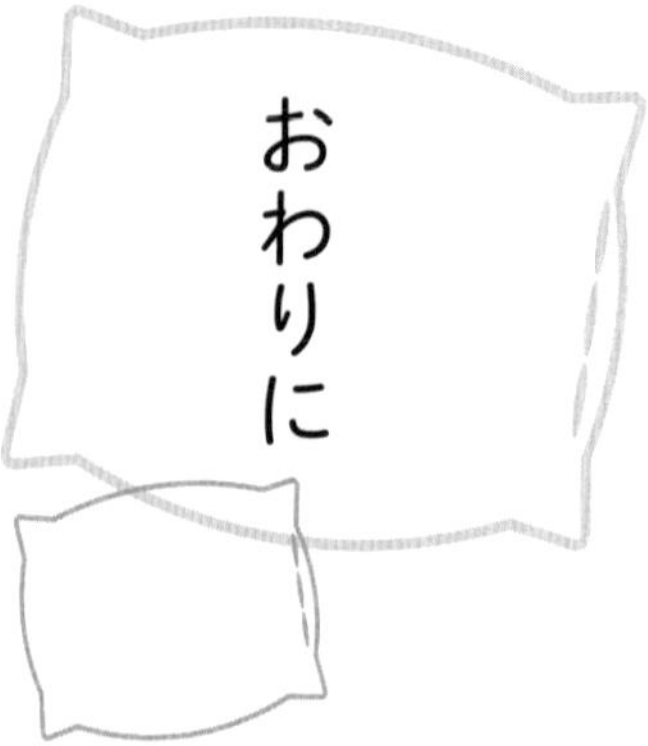

おわりに

あー、ぐっすり眠れない。寝起きがスッキリしない。肩も腰も痛い……。

私たちのサロンでは「不調のデパート」と言っていいほど、たくさんの不調を感じている方々が訪れます。そしてＹｏｕＴｕｂｅの視聴者の方々も、内容を見て、コメントをいただいたりしていますが、不調を訴える皆さんに共通しておっしゃるのが「きちんと眠れていない」。そして「すっきり起きられない」。

つまり睡眠の質が悪いということです。

何度か書いてきましたが、そんな睡眠の悩みを持つ方々は、私たちの元にいらして、首の筋肉を少し緩めるだけで、それこそ面白いようにストンと落ち、深い眠りにつかれるのです。

そのときのキーワードが自律神経なのはしつこいくらいに書きました。

そしてその自律神経という目に見えない、言葉としては理解している神経は、首に多く集中しています。血流をイメージしていただくとわかりやすいかもしれませんが、つまり首の筋肉を緩めるということは、自律神経を緊張させず緩めるのと変わりません。

寝るときは「力を抜きながら眠る」。これは僕のＹｏｕＴｕｂｅの「寝起きから体がだるい人！騙されたと思ってこの寝方を１回やってみて下さい！！」でも言ってることなのですが、なによりも枕が重要なのです。

ボーリングの球のような重さの頭と、それを支える首。首には人間が支配されがちな自律神経が多く流れています。そして人間は１日に多くの寝返りを打ちます。その頭を支えているのは首ですよね？

想像してみて下さい。ご自分の枕にボーリングの球を置いて、左右に寝返りを打つように転がしてみたらどんな感じになるでしょうか？　首や肩への負荷がイメージできると思います。スムーズに寝返りを打てるのか、打てないのか？　合わない枕を使っていると、首や肩への負荷がどんどん高まっていきます。

ボーリングの球をイメージすると、あの重い球がスムーズに首やカラダと連動して寝返りを打つためには、テコの原理ではないですが、枕を上手に使う必要が出てきます。頭の重さを吸収しながら、首への負担を減らす。

まさに「力を抜きながら眠る」。

頭も、首も、肩も力を抜くことができれば、そこから下も力を抜くことが可能です。宇宙空間のように、ふわふわ無重力のような形で頭を支え、自律神経が通っている首への負担を減らすことができれば。つまり首を柔らかい状態に保つことができれば、人間にとって短い時間ではない睡眠時間を上質に過ごすことができるのです。上質な睡眠というとついつい、マットレスのCMなどを思い出しますが、マットレスのCMはあるけど、枕のCMって少ないですよね？

上質な睡眠にとって、一番安価に、素早く自分のものにできるのは、枕を変えること。もう断言できます。

なんとなく枕って、布団やマットレスなどの寝具にとって付属品のような扱いを受けていますが、最近では通販の世界でも、枕は見直されています。しかし、僕から見ると、いわゆる理想の枕はそんな多くないと考えています。

力を抜きながら眠ることができる枕。

そんなイメージで、本書を手に取ってくださった皆さんも、あなたに合う枕を探してみて下さい。人間にとって、短くない睡眠時間を有効に活用することが、起きている時間のパフォーマンスの向上にもつながる。原因不明の不調も改善できるかもしれません。

読者の皆さんが、あなたにしっかりと合う枕に出会えることを祈って。

Staff

装丁／本橋健（NattyWorks）
本文デザイン／木村舞子（NattyWorks）
構成／尾崎久美
編集／前田起也（主婦の友インフォス）

編集協力／株式会社イッティ
　　　　　猪股隆明、藤井美菜子（IDO）

今《いま》すぐそのマクラを捨《す》ててください

2023年1月20日 第1刷発行

著　者　井上剛志《いのうえつよし》
発行者　前田起也
発行所　株式会社主婦の友インフォス
　　　　〒101-0052　東京都千代田区神田小川町3-3
　　　　電話03-3294-3136（編集）

発売元　株式会社主婦の友社
　　　　〒141-0021 東京都品川区上大崎3-1-1　目黒セントラルスクエア
　　　　電話03-5280-7551（販売）
印刷所　大日本印刷株式会社

ISBN978-4-07-453144-8